DATE: ____________

DATE: ____________________

DATE: ____________________

DATE: ____________________

DATE: ____________________

DATE: ____________________

DATE: ____________________

DATE: ____________________

DATE: ____________________

DATE: ____________________

DATE: ____________________

DATE: ____________________

DATE: ____________________

DATE: ____________________

DATE: ____________

DATE: ____________________

DATE: ______________

DATE: ____________________

DATE: ___________________

DATE: ____________________

DATE: ____________________

DATE: ____________________

DATE: ____________

DATE: ____________________

DATE: ____________________

DATE: ______________

DATE: ____________________

DATE: ____________________

DATE: ________________

DATE: ___________________

DATE: ____________________

DATE: ______________

DATE: ____________________

DATE: ____________________

DATE: ____________________

DATE: ____________

DATE: ____________

DATE: ____________________

DATE: ______________

DATE: ____________________

DATE: ____________________

DATE: ____________________

DATE: ________________

DATE: ___________________

DATE: ____________________

DATE: ____________________

DATE: ____________________

DATE: ____________________

DATE: ____________________

DATE: ____________________

DATE: ____________________

DATE: ____________________

DATE: ____________________

DATE: ____________________

DATE: ____________________

DATE: ____________________

DATE: ___________________

DATE: ____________________

DATE: ____________________

DATE: ____________________

DATE: ____________________

DATE: ______________

DATE: ____________________

DATE: ____________________

DATE: ____________________

DATE: ____________________

DATE: ____________________

DATE: ____________________

DATE: ____________________

DATE: ____________________

DATE: ____________________

DATE: ____________________

DATE: ____________________

DATE: ___________________

DATE: ____________________

DATE: ____________________

DATE: ____________________

DATE: ____________________

DATE: ____________________

DATE: ____________________

DATE: ____________________

DATE: ____________________

DATE: ___________________

DATE: ____________________

DATE: ____________________

DATE: ____________________

DATE: ____________________

DATE: ______________

DATE: ____________________

DATE: ____________________

DATE: ___________________

DATE: ______________________

DATE: ______________

DATE: ____________________

DATE: ______________

DATE: ____________________

DATE: ______________

DATE: ____________________

DATE: ____________________

DATE: ______________

DATE: ______________

DATE: ____________________

DATE: ____________________

DATE: ___________________

DATE: ____________________

DATE: ____________________

DATE: ____________________

DATE: ____________________

DATE: ____________________

DATE: ____________________

DATE: ____________________

DATE: ____________

DATE: ____________________

DATE: ____________________

DATE: ____________________

DATE: ____________________

DATE: ___________________

DATE: ____________________

DATE: ____________________

DATE: ____________________

Made in the USA
Middletown, DE
04 November 2026

36544056R00070